PRÉCIS

SUR

L'ŒIL ET LA VISION,

PAR L.-L. VALLÉE,

OFFICIER DE LA LÉGION D'HONNEUR, INSPECTEUR GÉNÉRAL
DES PONTS ET CHAUSSÉES, EN RETRAITE.

PARIS,

MALLET-BACHELIER, Imprimeur-Libraire, quai des Augustins, 55;
CARILIAN-GŒURY et V. DALMONT, Libraires, quai des Augustins, 49;
J.-B. BAILLIÈRE, Libraire, rue Hautefeuille, 19.

AVRIL 1854.

AVANT-PROPOS.

Ce petit opuscule résume l'ouvrage que nous allons publier sous ce titre : COURS ÉLÉMENTAIRE COMPLET SUR L'OEIL ET LA VISION *de l'homme et des animaux vertébrés qui vivent dans l'air.*

Dépourvu de figures, il ne peut guère être bien compris que par les lecteurs qui sont déjà au courant de la science de l'œil; il pourra leur servir comme *complément* des Traités de Physique et de Physiologie où l'on expose *la vision.* Il sera particulièrement utile aux personnes instruites qui s'intéressent à la question de savoir, à peu près, et sans se donner beaucoup de peine, comment se gouverne l'organe admirable de la vue; et si quelques lecteurs sont curieux d'entrer dans de plus grands détails sur nos recherches, les renvois à notre *Théorie de l'Œil* et au *Cours* que nous allons publier leur en faciliteront les moyens. Nous mettons pour eux, à la suite du *Précis,* une table des chapitres de ce Cours; elle fait connaître l'ensemble des matières que comporte l'étude de la vision.

ABRÉVIATIONS.

Les lettres C et T, placées ainsi : (C. 75), (T. 75), renvoient au numéro cité 75, soit de notre *Cours élémentaire*, soit de la *Théorie de l'Œil*.

PRÉCIS

SUR

L'ŒIL ET LA VISION.

PRINCIPES FONDAMENTAUX.

1. On peut admettre que les douze propositions suivantes servent de base à la théorie exposée dans cet opuscule. Elles donneront tout de suite aux lecteurs qui se sont déjà occupés de la vision une idée de cette théorie; elles deviendront intelligibles pour les autres lecteurs à mesure que nous avancerons, et elles jalonneront la route qu'ils ont à parcourir.

I. *L'œil est une chambre noire d'une espèce particulière et d'une extrême perfection.*

II. *Au moyen de déformations très-petites, il s'adapte à la distance de l'objet vu.*

III. *Contrairement aux expériences peu concluantes faites pour mesurer les indices du cristallin, les lobes dont ce corps se compose sont de moins en moins denses de la surface extérieure au noyau, lequel est plus dense que les lobes voisins dont il est enveloppé.*

IV. *La cornée, par les formes qu'elle prend, donne à l'œil la faculté de voir les objets réfléchis et réfractés.*

V. *Le corps vitré s'accroît de densité de sa partie antérieure à sa partie postérieure.*

VI. *Les pinceaux efficaces qui peignent les points de l'image du fond de l'œil sont très-étroits et n'occupent, en général, qu'une petite partie de la pupille.*

VII. *L'œil est doué d'un achromatisme complet.*

VIII. *L'irradiation est un phénomène oculaire dû à l'étroitesse des pinceaux efficaces.*

IX. *Le cygne, et en général les animaux qui ont les yeux placés de côté, sont myopes pour la vision qui s'opère en avant avec les deux yeux, et presbytes pour la vision qui s'opère d'un seul œil, soit à droite, soit à gauche.*

2. Les neuf principes qui précèdent sont établis, suivant nous, de la manière la plus positive; les trois suivants, bien qu'ils soient appuyés de faits nombreux, ne sont pas aussi pleinement justifiés que les neuf premiers :

X. *La cornée, par la propriété dont elle jouit de modifier sa figure, accroît le volume des pinceaux efficaces et produit la vision nocturne.*

XI. *Les imperfections corpusculaires des milieux de l'œil vicient la vision des corps qui ont un vif éclat.*

XII. *Les couleurs des étoiles, dans la scintillation, paraissent résulter d'un effet produit par le noyau du cristallin.*

CHAPITRE PREMIER.

DESCRIPTION DE L'OEIL.

3. Globe oculaire. — Ce globe se compose de deux segments que l'on suppose sphériques; mais qui sont loin de l'être.

Le segment postérieur, ou grand segment, est enfermé dans une membrane opaque appelée *sclérotique*. Le petit segment, situé à la partie antérieure de l'œil, est recouvert par la membrane transparente qu'on nomme *la cornée*.

4. Le globe n'est régulier dans aucun sens; il n'a pas d'axe, par conséquent : mais, pour indiquer facilement ses diverses parties, on lui en suppose un. Cet axe, qu'on ne saurait définir exactement, est à peu près la ligne droite menée entre les deux points appelés pôles, les plus saillants des parties antérieure et postérieure de l'œil.

5. Cet organe est renflé à l'équateur; d'où il résulte que son diamètre antéro-postérieur, qui joint les pôles, est plus court que ses diamètres équatoriaux. Le plus petit et le plus grand diamètre ont leurs extrémités sur la sclérotique; le premier va d'un point de la partie postérieure interne inférieure à un point de la partie antérieure externe supérieure (T. 269), et le plus grand d'un point de la partie postérieure interne inférieure à la partie antérieure externe supérieure (C. 52).

6. Intérieur de l'oeil. — L'axe, de l'avant à l'arrière, rencontre : 1° la cornée, dont l'épaisseur est d'environ $1^{mm}.20$; 2° un liquide appelé l'*humeur aqueuse*, d'une épaisseur de $2^{mm}.20$; 3° un corps qui a l'apparence du cristal et la forme d'une lentille, il se nomme le *cristallin* ou la

lentille cristalline (C. 21) ; son épaisseur est d'environ 4 millimètres ; 4° une substance analogue à du verre en fusion, appelée *corps vitré* ou *humeur vitrée*, de 15mm.60 d'épaisseur ; 5° enfin, la sclérotique, de 1mm.25 à 1mm.40 d'épaisseur, ce qui donne pour la longueur de l'axe de l'œil humain de faible ou de moyenne grosseur 24mm.25 à 24mm.40.

7. Tous ces milieux, sauf la sclérotique, sont d'une admirable transparence. Mais toute la partie intérieure du globe, sauf la cornée, est tapissée par une substance brune, semblable à du charbon en poudre : c'est ce qu'on nomme le *pigment*.

Entre le pigment et la sclérotique se trouvent plusieurs membranes très-minces, entre autres la *rétine*, qui touche le corps vitré, et la *choroïde*.

8. *Iris.* — Dans l'humeur aqueuse existe un corps plat, appelé *iris*, bleu ou brun à l'extérieur, adhérent à l'enveloppe du globe et percé d'un trou central qui se nomme la *prunelle* ou la *pupille*. Ce trou, par lequel la lumière s'introduit dans l'œil, est variable de grandeur selon certaines circonstances de vision. On trouve dans l'iris des vaisseaux sanguins circulaires et rayonnants, dont l'objet est de produire les mouvements de la pupille. Ces mouvements sont très-sensibles chez le perroquet.

9. *Cristallin.* — Ses formes extérieures, en avant et en arrière, semblent être celles de deux demi-ellipsoïdes de révolution dont les génératrices auraient leur grand axe perpendiculaire à l'axe de l'œil. La périphérie antérieure est plus aplatie que la périphérie postérieure.

10. Le cristallin est enfermé dans une enveloppe mince appelée *capsule cristalline*, ou simplement *capsule*. Cette membrane est d'une nature semblable à celle de la corne.

11. Le surplus du cristallin se forme de lobes qui s'enferment les uns les autres, et à la partie centrale desquels se trouve un noyau. Leuwenoeck estimait le nombre des couches cristallines à 2000. Ces couches se composent

de fibres. Chez l'homme, chaque fibre de la partie antérieure forme une courbe continue de figure tréfoïdale; il en est de même sur la partie postérieure. Les parties saillantes des trèfles antérieurs correspondent aux rentrants des trèfles postérieurs, ce qui donne dans le cristallin six fuseaux d'environ 60 degrés chacun, unis suivant la direction de l'axe. Dans la morue, les fibres sont des lignes méridiennes : ces fibres sont dentelées et unies par une substance gélatineuse, et le nombre des dents des fibres, suivant M. Brewster, est de plus de 62 trillions (C. 171).

12. Il résulte de l'admirable organisation du cristallin de l'homme, ainsi que le Dr Th. Young l'a fait remarquer parfaitement, que ce cristallin est d'une souplesse qui le rend propre à changer très-facilement de figure.

13. *Corps vitré.* — La souplesse du corps vitré est encore plus grande. Il se compose d'une membrane cellulaire transparente, appelée *hyaloïde,* renfermant un liquide dans ses vides. La périphérie extérieure et postérieure de cette membrane a la figure de la sclérotique. En avant, elle vient se souder à la capsule cristalline, et, en se dédoublant, elle forme une poche qui enferme le cristallin. La couronne qu'elle présente transversalement, entre ce corps à la sclérotique, est revêtue de ce qu'on nomme les *procès ciliaires* : ce sont de petits corps vasculaires rayonnants, plus gros au centre qu'à leurs extrémités, collés d'un bout sur la capsule cristalline, et, de l'autre bout, adhérents à la sclérotique et courbés alternativement en arrière et en avant.

14. Le cristallin, d'après cela, est lié aux substances élastiques qui l'environnent latéralement et en arrière. Contenu presque entièrement dans l'humeur vitrée, il est placé entre les procès ciliaires, comme un navire qui, sur ses ancres, s'élève ou s'abaisse selon que la mer monte ou descend.

15. *Rétine, choroïde et nerf optique.* — La rétine est une substance nerveuse qui s'unit, par un trou percé dans la choroïde, au cordon appelé *nerf optique*. Le trou de la choroïde est à peu près circulaire ; il n'est pas situé sur l'axe, mais du côté interne et à 3 ou 4 millimètres de cet axe. Toute la partie postérieure de la choroïde est enduite de pigment (7).

16. ORBITE ET MUSCLES. — L'œil est placé dans une cavité osseuse, appelée *orbite*, ayant une forme d'une grande irrégularité, approchant de celle d'un cône qui rencontrerait le plan médian en arrière de la face. A la partie postérieure de l'orbite se trouve un trou par lequel passe le nerf optique, nerf dont le diamètre est de 3 ou 4 millimètres. Les deux nerfs optiques se rejoignent, marchent ensemble, se séparent et vont se rendre au cerveau (C. 59).

17. *Muscles droits*. — Autour du trou de l'orbite, sur ce qu'on appelle le *cercle de zinn*, s'attachent quatre muscles appelés muscles droits : le *supérieur*, l'*inférieur*, l'*interne* et l'*externe*, qui viennent s'épanouir sur la sclérotique à laquelle ils adhèrent autour de la cornée (C. 71).

18. *Muscles obliques*. — Un autre muscle, appelé *grand oblique*, ou *oblique supérieur*, s'attache aussi sur le cercle de zinn, vient d'arrière en avant passer dans une sorte de piton cartilagineux, appelé *poulie*, adhérent aux os nasal et frontal à l'endroit qui leur est commun, et revient à angle aigu, se développer sur le dessus de la sclérotique. Enfin, un sixième muscle, l'*oblique inférieur*, ou le *petit oblique*, s'attache à l'os nasal, 20 à 22 millimètres plus bas que la poulie, dans la même verticale à peu près, et un peu en avant du plan de l'iris. Ce muscle passe sur le droit inférieur ; il traverse obliquement l'équateur du globe pour aller de sa partie antérieure à sa partie postérieure, et il vient s'attacher sur la partie externe supérieure de la sclérotique.

19. *Jeu des muscles*. — Il est évident que les muscles droits en se contractant d'un côté, et en se dilatant du côté opposé, inclinent en tous sens, dans de certaines limites, l'axe du globe, de façon qu'il puisse se porter à

droite, à gauche, en haut et en bas. Les muscles obliques ont des fonctions plus complexes; en se contractant, ils produisent trois effets : 1° ils retiennent le globe en avant; 2° ils le serrent contre l'os nasal; 3° ils le compriment dans le sens du demi-grand cercle de la sclérotique touché par ces muscles, demi-grand cercle dont le diamètre vervical est l'axe vertical de l'œil, et dont le point le plus reculé est dans la partie postérieure externe de l'enveloppe oculaire.

20. Densités, *ou indices de réfraction des milieux transparents.* — Ces indices n'ont pu être mesurés que sur le mort, ce qui, entre autres choses, ne permet pas de regarder comme justes les résultats obtenus (C. 441). La théorie a pu déjà y faire quelques rectifications; toutefois, ils sont encore peu connus, bien que, malgré les imperfections des expériences, ils aient eu beaucoup d'utilité.

21. Surfaces *des milieux.* — On a dit que les surfaces de la cornée étaient sphériques, que la surface antérieure du cristallin était un ellipsoïde de révolution aplati en avant; enfin, que la surface postérieure du même corps était engendrée par une parabole. Les mesurages ne peuvent rien décider sur de telles questions.

CHAPITRE II.

IDÉE FONDAMENTALE DE LA VISION. — ADAPTATION DE L'OEIL A LA DISTANCE. — IMAGES RÉFLÉCHIES ET RÉFRACTÉES.

22. Idée fondamentale *de la vision.* — Cette idée est due à Léonard de Vinci. Elle consiste uniquement en ce que l'œil est une *chambre noire,* ainsi appelée parce que le jour n'y entre que par une petite ouverture. On sait

que la lumière envoyée vers cette ouverture par les objets extérieurs peint, sur la paroi opposée, une image de ces objets; que si l'on met un verre lenticulaire d'un foyer convenable à l'entrée des rayons dans la chambre, l'image acquiert une certaine perfection; que cette perfection s'accroît si la lentille est achromatique, et que les pinceaux de lumière envoyés par les différents points des objets, se croisant dans la lentille, l'image peinte est renversée de haut en bas, de droite à gauche, et réciproquement.

23. En amincissant, comme l'a fait Képler, une petite portion de la sclérotique de l'œil d'un bœuf, l'image d'une bougie sur la partie amincie se voit parfaitement, et elle est renversée.

24. On doit à M. Magendie un moyen excellent de s'assurer de ces faits; il consiste à les observer sur la sclérotique des animaux albinos, laquelle est toujours translucide. C'est sur le lapin qu'il est le plus facile d'opérer. L'image est admirable. Des objets qu'on fait passer devant l'œil, de haut en bas, ou de gauche à droite, vont de bas en haut et de droite à gauche sur l'image.

25. Ce renversement a beaucoup occupé les savants et les philosophes, et ils ont prétendu qu'on devait voir les objets renversés jusqu'à ce qu'on eût appris à les redresser. Il est clair que l'enfant qui ouvre les yeux pour la première fois ne voit rien; mais qu'il sent l'image, ou plutôt le tableau de tous les corps situés devant lui. Si, parmi ces corps, il y en a un très-remarquable, comme une bougie allumée la nuit, il apprend à tourner son œil, en usant des muscles droits, du côté de cette bougie. Bientôt il sait la suivre dans ses mouvements. Si ses mains remuent, au lieu de la bougie, il reconnaît qu'il y a un rapport entre les objets situés en dehors de ses yeux et les images dont il a le sentiment. Il étudie ce rapport : cette étude est plus facile avec l'image renversée qu'avec une image droite; car l'enfant reconnaît que le tableau n'existe que si les paupières

sont ouvertes, et, par conséquent, que l'impression de ce tableau lui vient par la cornée et la pupille : il rapporte donc tout naturellement l'image de gauche à un objet situé à droite, l'image d'en haut à un objet situé en bas. Il acquiert ainsi la sensation du croisement des pinceaux et du renversement. D'ailleurs, le rapport du tableau à l'objet n'est pas plus compliqué dans le cas du renversement que dans celui du non-renversement; et, dès que l'enfant a compris ce rapport, il sait voir et voir bien, c'est-à-dire sans prêter aux choses des positions renversées qu'elles n'ont pas. L'expérience de l'aveugle opéré par Cheselden a confirmé cette théorie (C. 116).

26. Mais quelle est la membrane de l'œil qui reçoit le tableau? On doit croire que c'est la choroïde, parce que, deux pains à cacheter étant collés sur une muraille, et l'œil droit, placé auprès et en avant du pain à cacheter de gauche, s'écartant de la muraille sans qu'on cesse de considérer ce pain à cacheter, on perçoit aussi l'impression du pain de droite, puis bientôt il disparaît, et c'est quand son image arrive au trou de la choroïde que la disparition s'effectue (T. 264) : en continuant de s'écarter, l'image dépasse le trou, et ensuite le pain de droite ne cesse plus d'être vu. Or, la rétine n'est pas interrompue au devant du trou; d'où l'on conclut que si la rétine recevait l'image, l'expérience précédente, due à Mariotte, ne réussirait pas. Le tableau du fond de l'œil semble donc être peint sur la choroïde; mais on lui donne généralement le nom de *tableau de la rétine,* ou d'*image de la rétine* (C. 102).

27. Si au devant et tout auprès de la lentille d'une chambre noire, on met un objet bien apparent, son image est diffuse; en l'éloignant à une certaine distance, elle devient nette. De même, on ne voit pas bien un corps placé tout près de l'œil; en l'écartant, il est vu bientôt avec une grande netteté. La moindre distance où il est très-bien vu est ce qu'on nomme la *distance de la vision distincte*. Elle se

mesure avec l'instrument qu'on appelle *optomètre* (C. 130) Pour l'œil normal, on peut l'évaluer à 25 centimètres.

28. Mais il y a des individus chez lesquels elle atteint quelquefois $0^{m}.50$ et $0^{m}.75$, et d'autres chez lesquels elle n'est que de $0^{m}.15$ et $0^{m}.10$. On dit que les premiers sont *presbytes*, ou affectés de *presbytie*; et les autres *myopes*, ou affectés de *myopie*.

29. Adaptation de l'oeil. — Si, en avant du verre lenticulaire de la chambre noire, un objet placé d'abord auprès de ce verre, et, comme nous venons de le dire, donnant une image confuse, s'éloigne indéfiniment; après s'être montrée fort nette, elle s'obscurcit de plus en plus. Il n'en est pas de même pour l'œil : si l'objet placé à la distance de la vision distincte s'éloigne, on continue, quand la vue est bonne, de le voir nettement, à quelque distance qu'il soit. L'œil est donc une chambre noire bien supérieure aux chambres noires qu'on trouve dans les cabinets de physique.

30. Il faut dire toutefois que, pour un myope, la vision s'obscurcit après un certain éloignement; d'où il suit que l'œil myope pèche en ce qu'il ne laisse pas voir dans le lointain, et que l'œil presbyte, lui, pèche dans le sens opposé, c'est-à-dire qu'il ne laisse pas voir nettement les objets rapprochés qui se voient à partir de la distance de $0^{m}.25$ avec un *œil normal*, lequel est, en quelque sorte, le juste milieu entre l'œil myope et l'œil presbyte.

31. On doit se demander, d'après cela, à quoi tient la supériorité de l'œil, comme chambre noire, sur la chambre noire la plus parfaite des cabinets de physique. Cette question, soulevée par Képler, qui pensa que la cause cherchée provenait de ce que le globe s'allonge et se raccourcit, occupe depuis deux cent cinquante ans les physiologistes, les géomètres et les physiciens. On a émis, pour la résoudre, nombre de systèmes qui ne supportent pas l'examen, et Young, entre autres, pour justifier le sien, a trouvé par des calculs vicieux que l'allongement de l'œil atteindrait un *sixième* de son axe, si les variations de longueur satisfaisaient aux besoins de la vision.

32. Au moyen des mesurages de Krause, au moyen des dessins de S. T. Sœmmering, au moyen des indices de MM. Brewster et Chossat, et en empruntant des combinaisons diverses pour réformer les chiffres peu certains fournis par les auteurs, nous avons non-seulement réfuté Young, en ce qui concerne l'effet du simple allongement du globe, mais nous avons établi que, pour des allongements, savoir : du corps vitré, *un deux cent soixante-quatorzième;* du cristallin, *un trentième;* de l'humeur aqueuse et de la cornée ensemble, *un cent trente et unième;* ou, pour l'œil entier, *un deux cent treizième,* et, en outre, un raccourcissement d'*un trente-cinquième* du rayon de la cornée (C. 156), la vision se maintient nette de la distance $0^{m}.25$ à l'infini. Ce sont, comme on le voit, des déformations presque insensibles.

33. A notre avis, ces déformations se produisent très-naturellement. Imaginons que l'œil observe sur une ligne horizontale un point situé à l'infini ; le globe oculaire sera raccourci. Supposons que, l'instant d'après, l'œil soit employé pour lire, sans que la tête ait changé de position : les axes visuels, qui étaient parallèles et horizontaux, concourront sur le point vu, qui sera dans le plan médian à 1 décimètre environ au-dessous des yeux et à $0^{m}.25$ des deux cornées. Ne considérons maintenant qu'un des deux yeux ; il est clair que les muscles droits interne et inférieur seront contractés et que les deux autres seront relâchés, afin d'infléchir l'axe ; que les obliques, pour aider les droits et retenir le globe en avant, seront contractés ; qu'ils le presseront contre l'os nasal, et qu'ils diminueront le diamètre du cercle correspondant à leur plan (19), ce qui nécessairement augmentera la longueur de l'œil et, en allongeant son axe, rapprochera sa forme de celle d'une sphère.

34. Toutes les parties de cet organe étant alors en action, le sang y affluera et la pression intérieure sera la plus grande possible, ce qui portera la périphérie à prendre des figures plus rapprochées encore de la forme sphérique. Le corps vitré, qui occupe les deux tiers de l'œil, n'éprouvera que peu de pression en arrière, parce que la forte épaisseur de la sclérotique dans cette partie (C. 6) ne permettra que peu de changement; mais il sera très-serré dans sa partie antérieure, ce qui poussera le cristallin en avant, et l'allongera. La couronne ciliaire, pressée par le corps vitré, se ressentira de ces mouvements, et son cercle intérieur avançant, le cercle extérieur sera tiré en dedans; il se resserrera donc et resserrera la sclérotique. La pupille se rétrécissant, toutes choses égales d'ailleurs (C. 11), quand le point vu se rapproche, le cercle irien tirera aussi la sclérotique en dedans; et comme elle a sa moindre épaisseur dans la partie située entre les procès ciliaires et l'iris, bien que faiblement sollicitée, elle cédera, ce qui rétrécira la base circulaire de la cornée : or, cette membrane, qui est plus mince au centre qu'à la base, poussée au dedans par l'humeur aqueuse, s'allongera vers son sommet, ce qui diminuera le rayon de courbure correspondant à ce sommet. Ainsi s'obtiendront, suivant nous, par un ensemble de dispositions anatomiques qui concourent au même but, les très-petites déformations nécessaires à la vision.

35. Parmi ces dispositions, il faut remarquer surtout ce qui concerne le cristallin, si bien conformé pour s'allonger (12) et dont nous avons fait voir que l'allongement est très-puissant (C. 153), parce que les rayons de courbure de ses pôles diminuent en proportion des cubes de ses allongements. Young, qui attribuait l'adaptation uniquement à une muscularité inadmissible des fibres cristallines (C. 480), était d'ailleurs dans le vrai, et s'il avait connu la propriété dont il s'agit, son système favori, qui ne réclamait que la substitution des efforts des muscles droits et

obliques de l'iris à l'effet musculaire prêté aux fibres, aurait eu encore plus de prix à ses yeux.

36. Images *réfléchies et réfractées.* — On va voir que la cornée joue aussi dans l'adaptation un rôle très-important. Dès le temps de Barrow et de Newton, les géomètres avaient reconnu que les corps vus par réflexion ou par réfraction envoyaient dans nos yeux, de chacun de leurs points, des rayons soumis à une tout autre loi que celle d'avoir un même point d'intersection, comme les rayons émanant d'un point, ce qui semblait devoir troubler la vision, et ce qui, de fait, ne la trouble pas. Malgré l'examen de cette question par Newton, Bouguer, d'Alembert et bien d'autres géomètres, elle ne fut pas résolue. On fit même la faute de placer le point vu, pour les cas usuels les plus faciles à examiner, sur la surface que touchent les rayons réfléchis et réfractés, tandis que ce point, pour tous ces cas, est sur la caustique linéaire (C. 185), fait que nous avons établi dans un Mémoire de 1821, dans la *Science du dessin* et dans la *Théorie de l'œil.* Mais ces écrits laissaient subsister une grande difficulté, qui a été levée dans notre cinquième Mémoire, où nous faisons voir que la cornée, dont la base est sollicitée par les actions des fibres musculaires des quatre droits, des vaisseaux rayonnants de l'iris, et par beaucoup d'autres forces (C. 203), a en elle-même un moyen particulier d'adaptation par l'effet duquel la cornée, sans que son sommet avance ou recule, prend la figure d'optoïde convenable (C. 202) pour que les rayons qui sont dirigés tangentiellement à deux caustiques viennent concourir vers un même foyer (C. 201).

37. L'œil, d'après cela, est doué de six moyens d'adaptation, et le sixième moyen, dû à la figure que prend la cornée, donne au pinceau principal, celui qui correspond au point vu sur l'axe optique, une puissance et une précision que ne peuvent avoir les pinceaux qui peignent sur la rétine les autres points vus dans le champ de la vision.

CHAPITRE III.

VISION GÉNÉRALE, HORS DE L'AXE ET DANS L'AXE. — ACHROMATISME COMPLET DE L'ŒIL.

38. Vision oblique a l'axe. — Les physiciens se sont peu occupés de la vision des objets situés obliquement par rapport à l'axe; elle est cependant d'une haute importance théorique pour aider à découvrir les particularités du mécanisme oculaire.

Supposons que le cristallin soit, comme on l'admet, composé de couches de plus en plus denses, en approchant du centre, et qu'un rayon blanc arrive obliquement sur la cornée. Il se décomposera en rayons colorés, le rouge étant le moins réfrangé, et le violet l'étant le plus. Ces rayons, en traversant le cristallin, s'écarteront de nouveau à chaque réfraction; d'où il suit que si le corps vitré est homogène, ou presque homogène, le rayon blanc dont il s'agit donnera sur le fond de l'œil une image linéaire, d'une étendue finie, dirigée suivant le méridien du globe, violette vers le pôle de la rétine, rouge du côté de l'équateur, et présentant de l'une à l'autre de ses extrémités toutes les couleurs du spectre.

39. Donc, dans la supposition précédente relative au cristallin, et en admettant que le corps vitré soit à peu près homogène, si un petit corps blanc était placé en dehors de l'axe d'optique, il serait peint sur la rétine par des lignes colorées de longueurs finies; donc son image serait diffuse et irisée en violet du côté du pôle, et en rouge vers l'équateur. Or, cela est inadmissible; donc, en supposant toujours le corps vitré presque homogène, on ne peut pas admettre que les couches cristallines augmentent de densité en approchant du centre.

40. *Cristallin diminuant de densité en partant de l'extérieur.* — Avec ce cristallin, le rayon blanc arrivant sur la cornée donnera des rayons colorés, et celui qui sera le plus réfrangé étant le rouge, celui qui le sera le moins étant le violet, chaque rayon traversera le corps vitré suivant une courbe convexe vers le centre des lobes. Le rayon violet passera évidemment le plus près de ce centre; donc il rencontrera plus de lobes que n'en rencontrera le rayon rouge; donc il éprouvera un plus grand nombre de réfractions; donc il sera plus convexe; donc, si la loi du décroissement des densités est convenable, le rouge et le violet se rapprochant, après avoir dépassé la région centrale des lobes, pourront se trouver réunis sur la rétine en un point de couleur blanche. Un corps blanc, placé obliquement devant l'œil, aura donc une image blanche sur la rétine.

41. Donc l'œil, quant aux objets vus obliquement, sera un organe achromatique. On conçoit par là que la vision oblique puisse s'opérer bien.

42. Étroitesse *des pinceaux qui peignent les foyers.* — Reportons-nous à ce qui est dit plus haut (36) sur l'adaptation optoïdale de la surface de la cornée. Il est clair que si cette membrane prend la figure la plus propre à donner, pour le point vu sur l'axe optique, un foyer de rayons se coupant juste au même point, et conséquemment normaux à une calotte de sphère d'une étendue finie, chose déjà très-difficile, elle ne pourra pas se ployer en même temps aux besoins tout autres de la vision d'un point rayonnant placé dans une direction oblique à l'axe. Donc les points vus obliquement sont tous dans une catégorie à part.

43. Considérons un de ces points situé, par exemple, dans une direction inclinée de 60 degrés sur l'axe. Aucune condition d'adaptation optoïdale ne pouvant s'appliquer à ce point, les rayons qu'il enverra sur la rétine seront tangents aux deux nappes d'une caustique, et ils auront deux foyers, dont chacun se composera du rayon central et d'un

rayon seulement qui le rencontrera rigoureusement suivant ce foyer. Mais, entre ces deux foyers, et dans les parties du rayon central voisines de ces foyers, les rayons, étant très-serrés, donneront partout, au lieu de foyers rigoureux, ce que nous appelons des *foyers confus* (C. 232), et c'est par un de ces foyers que, au moyen d'un pinceau étroit, sera peint le point rayonnant sur le tableau de la rétine.

44. Et comme la forme optoïdale de la cornée, pour le point vu sur l'axe optique, donne un foyer principal très-intense et très-net, les foyers voisins participent de cet avantage, et ils ont une vigueur qui décroît à mesure qu'ils se rapprochent de l'équateur de l'œil.

45. Il y a donc sur le tableau de la rétine, 1° le foyer principal, placé en un point plus ou moins rapproché de ce que nous appelons le *pôle* du fond de l'œil ou du globe; 2° autour de ce pôle, une zone de foyers participant plus ou moins de l'intensité du foyer principal : c'est la *zone polaire;* 3° une zone de *foyers confus :* nous l'appelons la *zone équatoriale.*

46. Expériences *justificatives.* — Si ce qui précède est vrai, la lentille cristalline sera plus parfaite que les lentilles produites par l'art : c'est ce que M. de Haldat a fait voir dans des expériences faites devant beaucoup de savants, expériences que M. Sturm cite dans son Mémoire sur la vision (T. 753) comme singulièrement étonnantes, et dont M. Babinet, suivant M. de Haldat, a dit qu'*il les voyait et qu'il n'y croyait pas* (C. 275).

47. Si ce qui précède est vrai, dirons-nous encore, l'adaptation après la mort n'ayant plus lieu, il n'y aura pas de foyer principal, et, par conséquent, pas de zone polaire; d'où il suit que le tableau entier de la rétine se formera de foyers confus, lesquels, toutes choses d'ailleurs égales, ne pourront pas, les uns les autres, différer sensiblement d'intensité. Or, c'est un fait qui se vérifie en plaçant des bougies de toutes les façons en avant d'un œil de lapin

albinos : leurs images sont pareilles en netteté et en vivacité.

48. Si ce qui précède est vrai, on pourra donc éloigner ou rapprocher les bougies sans que la netteté et la vivacité des images change. C'est ce que M. Magendie a constaté dans l'expérience qui, ainsi qu'il le disait avec raison en 1816, renverse toutes les théories connues (C. 231).

49. Si ce qui précède est vrai, une bougie envoyant sa lumière, par un trou d'épingle percé dans un écran, devra donner sur le fond de l'œil d'un lapin albinos placé dans une chambre obscure : 1° un foyer dû au pinceau efficace qui est très-étroit; 2° une auréole lumineuse environnant ce foyer : c'est ce que nous avons vérifié par l'expérience (C. 236).

50. Si ce qui précède est vrai, enfin, en regardant les objets par un trou d'épingle percé dans une carte, on doit les voir plus distinctement, puisque les rayons qui entrent dans l'œil sont exclusivement ceux qui forment le pinceau efficace, et que les autres, qui doivent être gênants, n'y sont pas admis : c'est ce que confirme encore l'expérience (C. 229).

51. Achromatisme *de l'œil.* — Si, au moyen d'une lunette optométrique (C. 130), on mesure pour soi la distance de la vision distincte, et que, ensuite, on place un verre rouge ou violet en avant de la lunette, la distance obtenue change (T. 242). Cela prouve que les compensations de réfrangibilités ne rendent pas l'œil achromatique, ce qui ne doit nullement surprendre, parce que, entre autres raisons, cet organe est riche en moyens propres à donner un achromatisme très-puissant.

52. Il ne faudrait pas croire, cependant, que le moyen des compensations de réfrangibilités ne pût être propre, dans la direction de l'axe, qu'à produire, pour une distance unique, la réunion exacte du rouge et du violet; il peut, dans l'œil qui s'allonge, opérer cette réunion à toutes les distances (C. 259).

53. Pour acquérir des lumières sur ces questions, nous avons appliqué le calcul aux yeux des cataractés (VIIIe et IXe Mém.), et il nous a fait voir que l'action des compensations de réfrangibilités s'accordait avec des indices satisfaisants de l'œil, et que les résultats étaient encore meilleurs en admettant dans le corps vitré et dans les divers milieux du globe de petites différences des pouvoirs dispersifs, ce qui milite en faveur de la pensée que l'œil est, jusqu'à un certain point, achromatique par la voie des compensations de réfrangibilités.

D'après cela, on doit admettre quatre moyens d'achromatisme oculaire, savoir :

54. 1°. *Les compensations de réfrangibilités* agissant entre de certaines limites ;

55. 2°. Les couches de moins en moins denses du cristallin à partir de sa surface, et celles de plus en plus denses du corps vitré, ce qui, en allongeant la distance focale pour chaque réfraction d'une couche, fait décrire aux rayons, auprès de l'axe, des courbes qui amènent le pinceau efficace à différer de moins en moins d'une droite et à donner un foyer qui ne soit que faiblement irisé : c'est ce que nous appelons *l'achromatisme de courbure longitudinale* (C. 264) ;

56. 3°. *L'achromatisme de courbure transversale* dont il a été question plus haut (40) ;

57. 4°. Enfin, *l'achromatisme dû à l'étroitesse des pinceaux efficaces.* Il est clair que ces pinceaux n'occupant qu'une partie de la pupille, elle admet des rayons qui forment une gaîne épaisse enveloppant les rayons efficaces. De plus, il est aisé de voir que cette gaîne, pour chaque pinceau, se divise elle-même en deux autres, l'une extérieure et irisée, l'autre homogène et de la couleur du point rayonnant. De là il résulte que le pinceau efficace présente cette même couleur et qu'il donne un foyer entièrement exempt de coloration extérieure.

58. C'est ainsi qu'on doit s'expliquer, selon nous, l'achromatisme complet de l'œil, pour les cas ordinaires de vision, achromatisme si puissant que les nuages blancs, disséminés de tous côtés sur un beau ciel, doivent être, et sont en effet, d'une blancheur parfaite, bien qu'ils soient éminemment propres à être vus irisés, si les images n'étaient pas elles-mêmes affranchies de toute irisation et, sous ce rapport, d'une admirable pureté.

59. Toutes ces considérations, si bien enchaînées et si concluantes par leur ensemble, rendent compte d'une expérience que nous avons souvent faite. Elle consiste en ce que, sur l'œil devenu flasque d'un lapin albinos, les images d'une bougie sont nettes et se maintiennent nettes, alors même qu'on appuie un doigt sur le globe pour le déformer un peu notablement. Ce résultat tient à ce que les courbures des pinceaux efficaces étroits étant déterminées par des couches minces du cristallin et du corps vitré, ils arrivent sur la rétine sensiblement tangents les uns aux autres, circonstance qui, à cause de l'étroitesse de tous les pinceaux chez le mort (C. 279), ne cesse pas de se réaliser lorsque la figure de l'œil subit des altérations très-visibles, et toutefois ne dépassant pas de certaines limites. Cette expérience, rapportée au n° 177 de notre VIIe Mémoire, est très-remarquable et très-importante.

CHAPITRE IV.

CONSIDÉRATIONS, LA PLUPART NOUVELLES, JUSTIFICATIVES DE LA THÉORIE.

60. Œil humain *normal et anormal.* — Nous avons prouvé que tous les yeux, avec les mêmes proportions et avec des indices égaux, ont la même bonté, quelle que soit leur grosseur (C. 281); mais l'œil de l'enfant, de l'adulte et du vieillard diffèrent de proportions et n'ont pas les mêmes indices. Si, durant la vie, tout se passe normalement, les nombreux changements de forme qui s'opèrent ont des effets qui, avec les changements d'indices, se compensent exactement. S'il n'en est pas ainsi, quelques causes agissant trop et d'autres trop peu, la vue s'allonge ou se raccourcit. Quelquefois, les changements qui auraient dû s'opérer simultanément, s'opèrent l'un après l'autre; la vue, par exemple, devient presbyte, puis redevient normale.

61. *Presbytie, myopie, besicles.* — Les changements qui s'opèrent dans l'œil, de la naissance à la mort, étant très-nombreux, on devient presbyte ou myope de beaucoup de façons (C. 293-297). On remédie à ces défauts, jusqu'à un certain point, avec des besicles à verres convexes ou concaves. Les premiers diminuent la distance focale, les derniers l'augmentent; ce qui produit les mêmes résultats que si le corps vitré prenait en arrière de plus fortes ou de plus faibles dimensions. Mais la manière de disposer, de choisir, de porter et de se servir des besicles, est d'ordinaire extrêmement vicieuse (C. 318).

62. *Yeux à portées diverses et yeux cataractés.* — Il y a des yeux dont la portée, mesurée avec l'optomètre, n'est pas la

même dans deux plans rectangulaires entre eux menés par l'axe : ce sont les yeux *à portées diverses* (C. 304). On peut remédier au vice de ces yeux avec des besicles à verres bi-cylindriques (C. 324).

63. Ces verres sont assez convenables, par d'autres raisons, dans le cas des yeux cataractés (C. 324).

64. Double objet *du trou de la choroïde; noyau du cristallin.* — La théorie présentée plus haut (45), sur la vision oblique, offre une difficulté digne d'attention et relative aux lobes du cristallin, lesquels sont de moins en moins denses jusqu'au centre (40). En effet, supposons que l'axe d'un pinceau efficace passe par ce centre, les rayons voisins tournant leur convexité à l'axe, divergeront de plus en plus au delà de la région centrale; d'où il suit que le point rayonnant jettera sur la rétine une lumière diffuse plus ou moins intense au lieu d'y peindre un foyer : donc, le point rayonnant ne sera pas vu, et il en sera de même, évidemment, des points rayonnants placés dans des directions très-voisines, ce qui présente dans l'espace une lacune où il n'y a rien de visible.

65. Ce résultat doit tout d'abord répugner. Mais si, par les formes de l'œil, les axes correspondants à ces points sont ceux qui portent leurs images sur ce qu'on appelle le *punctum cœcum*, ou trou de la choroïde, qui fait défaut comme tableau, la lacune dont il s'agit continuera de n'être pas sentie, rien ne sera changé à l'état des choses, et la difficulté en question disparaîtra.

66. Il reste toutefois à s'expliquer comment les lueurs lumineuses jetées autour du *punctum cœcum* ne gênent pas la vue, et c'est pour prévenir cet inconvénient, sans doute, qu'il y a dans le cristallin un noyau plus dense que les couches qui l'enveloppent : ce noyau fait office de lentille, il réfracte les pinceaux des points non vus, et il réunit leurs foyers, qui n'ont pas besoin d'être exacts, sur la superficie du trou de la choroïde.

67. Chez le cheval, les choses ne paraissent pas se passer de la même manière. Il porte sur l'iris une proéminence de $4^{mm}.62$ de saillie (C. 341), qui arrête les pinceaux dirigés sur le *punctum cœcum;* la lumière de ces pinceaux ne peut donc pas aller nuire sur la rétine à la vision des objets sensibles. La même disposition se fait remarquer chez les animaux à sabot et chez les ruminants. Pourquoi cette disposition? Peut-être n'y a-t-il pas de noyau dans les cristallins de ces animaux, de sorte que, pour prévenir une diffusion gênante de lumière sur la rétine, il a fallu empêcher, en dehors de l'iris, l'accès de la lumière des points de l'espace correspondants au trou d'insertion du nerf optique. Cette idée semble se confirmer par une observation qui sera faite plus loin (75).

68. Vision *des animaux qui ont les yeux de côté et des noctambules.* — L'œil des animaux qui voient de côté, notamment les oiseaux, le cheval, les ruminants et les animaux à sabot, est en général aplati dans le sens de l'axe, et très-développé à son équateur. De plus, il n'est pourvu que de muscles faibles, et, chez les oiseaux, la sclérotique est en partie osseuse, ce qui montre que l'adaptation due aux muscles, pour ces animaux, est très-restreinte. Ils ont d'ailleurs un champ de vision qui embrasse quelquefois les trois quarts et plus de l'horizon, et qui est apprécié, savoir : en avant, et dans une faible partie de ce champ, par les deux yeux; à droite, par l'œil droit seulement, et à gauche, uniquement par l'œil gauche.

69. La vision binoculaire, ou en avant, est certainement très-importante, puisqu'elle sert à l'animal pour prendre ses aliments, pour combattre son ennemi, pour saisir sa proie ; et elle doit être courte, pour qu'il puisse bien juger de l'endroit toujours très-rapproché qu'il observe. Quant à la vision monoculaire, elle est longue, parce qu'il importe qu'elle signale ce qui se passe au loin. Ainsi s'explique la conformation des yeux des animaux dont il s'agit, myopes

pour voir au bout de leurs lèvres ou de leur bec, et presbytes, dans les directions normales aux cornées.

70. Lumière gênante *due à l'étroitesse des pinceaux.* 1°. *Sa quantité.* — Les pinceaux efficaces étant fort étroits, il est clair que la pupille laisse arriver sur la rétine une quantité considérable de rayons qui ne servent pas au dessin de l'image, et qui noient cette image dans une teinte de lumière disséminée qui ne peut que nuire à la vision. En évaluant cette lumière gênante, d'après les dimensions de la pupille et du trou d'épingle de l'expérience du n° 50, on est conduit à penser qu'elle est des trois quarts au moins de la lumière utile; aussi tout est-il combiné dans l'œil de manière à atténuer ses mauvais effets. En premier lieu, la choroïde est translucide, afin que les rayons puissent la traverser pour se faire absorber par le pigment postérieur dont elle est tapissée (7) ; en second lieu, celle qui se reflète sort du globe par la pupille, ou se trouve absorbée par les surfaces noires de l'iris et des procès ciliaires.

71. 2°. *Peigne ou bourse noire des oiseaux.* — Chez les oiseaux de proie, chez le cygne, le dindon, l'autruche, etc., les précautions de la nature sont beaucoup plus grandes, parce que l'adaptation étant faible, il n'y a, pour la vision monoculaire, que des pinceaux principaux fort grêles (*), et, pour la vision binoculaire, que des foyers confus (C. 232) très-peu intenses. Le peigne paraît destiné à atténuer ces inconvénients.

72. C'est un organe qui pénètre dans le corps vitré; il est implanté sur la rétine, et il présente à son pourtour des plis à peu près normaux à cette membrane, ce qui lui donne l'apparence d'un peigne ou d'une bourse. Il repose sur l'ouverture d'insertion du nerf optique, laquelle, chez les animaux dont il s'agit, est longitudinale. Il est recouvert

(*) On remarquera qu'il n'en est pas ainsi pour les oiseaux qui voient la nuit (79).

de pigment, et sa longueur varie. Il atteint presque au cristallin chez le perroquet; et, chez le chat-huant, sa hauteur n'est que de la moitié de l'épaisseur du corps vitré. Sa direction sur la rétine est à peu près celle de la ligne qui termine l'espace postérieur où sont projetées les images binoculaires.

73. Or, la vision que donnent ces images étant très-essentielle, quant à la précision et à la netteté (69), et en même temps celle qui est donnée par les pinceaux les plus grêles, il fallait éviter que les reflets des pinceaux, moins grêles en général, qui donnent les images monoculaires, ne vinssent sur la région des images binoculaires. Le peigne produit cet effet. Il est élevé chez le perroquet, dont la rétine est vaste; il l'est fort peu chez le chat-huant, dont la rétine n'a que 106 degrés environ d'amplitude, et partout il s'élève assez pour qu'aucun rayon ne soit reflété de la région monoculaire à la région binoculaire, et réciproquement.

74. Le pigment dont il est revêtu absorbe les rayons reflétés qui le rencontrent, et ses plis, qui se renvoient mutuellement les reflets qu'ils reçoivent, favorisent l'absorption de ces reflets.

75. Il absorbe aussi la lumière des points non vus de l'espace dont les foyers correspondent au *punctum cæcum* (65); et, comme il s'avance beaucoup vers le centre des lobes, il arrête probablement cette lumière avant qu'elle soit arrivée à l'endroit où, par la courbure des rayons, elle commencerait à s'épanouir, ce qui, peut-être, dispense les yeux qui ont un peigne d'avoir un noyau dans le cristallin (67).

76. Enfin, chez les oiseaux, le bec étant un instrument de guerre qui fait éprouver de grands ébranlements au globe oculaire, le peigne, placé transversalement, est une digue propre à maintenir la stabilité du cristallin.

77. Vision de nuit. 1°. *Proéminences iriennes du cheval, des animaux à sabot et des ruminants.* — L'iris du cheval présente non pas seulement la grande proéminence dont

nous avons parlé n° 67, mais de nombreuses proéminences normales à son plan, et situées sur le bord de la pupille. Supposons que ces proéminences soient continues et très-saillantes; elles formeront un tuyau qui restreindra le tableau des images monoculaires, et facilitera la vision, en prévenant l'admission dans l'œil des rayons d'une certaine obliquité et de toute la lumière gênante qui les accompagne. Or, les proéminences *isolées* participent de cette action. Si, de plus, il arrive en même temps que la cornée ne soit optoïdale pendant le jour que sur une faible portion de sa périphérie, et que, la nuit, l'étendue optoïdale soit beaucoup plus grande (36 et 37), le cheval sera dans des conditions favorables à la vision de nuit.

78. Aussi arrive-t-il que tous les ruminants et les animaux à sabot ont de ces proéminences. Mais, pourquoi ne sont-elles pas continues? C'est peut-être parce qu'il ne fallait pas qu'elles empêchassent totalement la vision oblique des objets, surtout de ceux qui, placés en avant et en arrière dans la ligne horizontale, sont d'un grand intérêt pour un animal qui est poursuivi ou qui en poursuit un autre : il n'y a pas, en effet, de proéminence sur le diamètre horizontal : de plus, il y en a moins sur le dessous que sur le dessus de l'iris, parce que la vision en bas, aux pieds de l'animal, importe plus que la vision au zénith. Et c'est pour cela aussi, probablement, que la pupille est oblongue et étroite dans le sens vertical.

79. 3°. *Animaux noctambules*. — L'œil du chat-huant, décrit par Sœmmering, présente une conformation qui appuie ce qui précède. Il n'a pas de proéminences iriennes propres à diminuer l'étendue sur laquelle s'exerce l'action de la rétine; mais la rétine elle-même est réduite à une zone de 106 degrés seulement (73), ce qui est encore plus efficace. De plus, la sclérotique forme en réalité une sorte de tuyau joignant la cornée à la rétine. Enfin, la cornée a une ampleur presque hémisphérique. Si donc le jour cette cor-

née n'est optoïdale que sur une fort petite partie de sa surface, la vision, si la lumière n'est pas trop vive, pourra être praticable; et, la nuit, la cornée tout entière, peut-être, prenant la figure d'une optoïde convenable, la vision nocturne sera très-bonne.

80. Ces considérations appliquées au chat, au loup, etc., justifient jusqu'à un certain point les idées que nous venons d'émettre. On peut donc penser que la vision nocturne de ces animaux tient principalement à l'adaptation optoïdale plus forte la nuit que le jour, et à cet égard on remarquera que cette adaptation peut être énergique chez les animaux, comme les oiseaux, dont l'appareil musculaire est peu développé, parce qu'elle s'opère en partie au moyen d'un iris formé, en quelque sorte, de deux troncs de cône opposés par une base commune adhérente à la sclérotique, et divisés, contre le cristallin (que les troncs de cône touchent et embrassent) suivant deux cercles (*voir* les *fig.* 35, 49 et 52 de notre *Cours*), et, de plus, parce que l'action des muscles, chez ces animaux, semble être presque uniquement destinée à cet objet.

CHAPITRE V.

EFFETS CORPUSCULAIRES QUI AGISSENT SUR LA VUE. — IRRADIATION. — VISION DES ASTRES. — OBSERVATIONS SUR LA PUPILLE ET SUR LE CRISTALLIN.

81. EFFETS CORPUSCULAIRES *qui agissent sur la vue.* 1°. *Stries des corps vus.* — Les stries parallèles qu'on fait sur une boîte de montre ou sur des verres de conserves, en les essuyant avec la main, donnent lieu chacune à un point

brillant, lorsqu'on est éclairé par une bougie, et l'ensemble des points brillants de toutes les stries donne à l'image de la bougie des appendices lumineux qui ne sont qu'une illusion.

82. 2°. *Larmes.* — Lorsque l'on regarde avec soin un corps étendu envoyant beaucoup de lumière à l'œil et qu'on serre ses paupières pour ne voir qu'une lueur lumineuse, on aperçoit des granulations continuellement mobiles, les unes dans un sens, les autres dans un autre sens. Ces granulations paraissent tenir principalement aux corpuscules qui viennent toucher l'œil et se confondre avec la couche de larmes qui le revêt (C. 389).

83. 3°. *Rubans de feu observés en resserrant les paupières.* — Ces rubans de feu sont connus de tout le monde, et La Hire a montré qu'ils sont dus aux petits prismes curvilignes de larmes qui bordent les paupières sur la cornée; mais il n'a rien dit de la quantité de détails qui se font remarquer dans le phénomène. Ces détails s'expliquent très-bien, suivant nous, par des effets corpusculaires qui influent sur les réfractions (*voir* notre XIIIe Mémoire).

84. Irradiation. 1°. *Irradiation focale.* — Ce phénomène consiste en ce que les corps éclatants ou très-éclairés paraissent avoir plus d'étendue qu'ils n'en ont. Il est dû à l'étroitesse des pinceaux et à l'auréole de lumière qui environne chaque foyer. Concevons qu'on examine un point peu éclairé sensible pour nos organes; il sera perçu au moyen de l'impression du foyer principal, et tous les cercles lumineux, de moins en moins intenses à mesure qu'ils sont plus grands, qui forment l'auréole, seront comme non avenus. Maintenant, supposons que ce point devienne extrêmement lumineux; les cercles auréolaires très-petits environnant le foyer cesseront d'être insensibles; on les confondra avec le foyer qui, pour nos organes, n'est pas un point, mais un cercle très-petit, et le point lumineux vu paraîtra plus gros que ne l'était le point peu éclairé : c'est ce que nous appelons l'*irradiation focale.*

85. 2°. *Irradiation linéaire.* — Si, au lieu d'un point lumineux, on voit une ligne lumineuse, les cercles auréolaires de ce point seront coupés par ceux du point voisin, par ceux des autres points situés à peu de distance du premier; et les points de double, triple, quadruple intersection, devenant beaucoup plus éclairés, il est clair qu'il y aura de chaque côté de l'image deux bandes, très-étroites peut-être, mais suffisamment éclairées pour qu'elles soient senties. Ces bandes donneront donc à la ligne vue une largeur plus grande que celle qui ne serait due qu'à l'irradiation focale : elles constituent l'*irradiation linéaire.*

86. 3°. *Irradiation zonale.* — Concevons qu'une surface soit lumineuse. Les points de son contour produiront l'irradiation focale et l'irradiation linéaire. Il arrivera de plus que les points voisins du contour, jusqu'à une distance égale au rayon de l'auréole, auront des cercles auréolaires dépassant le contour, et coupant, par conséquent, les cercles auréolaires des points de ce contour; donc les points intérieurs de la surface lumineuse produiront, en dehors des bandes d'irradiation linéaire, d'autres bandes plus larges qui, devenant sensibles, élargiront l'objet. Ces nouvelles bandes forment ce que nous appelons l'*irradiation zonale.*

87. D'après l'étendue que présente l'auréole sur un lapin albinos, on peut évaluer la largeur de zone qui produit cette irradiation; elle est considérable et elle peut être portée chez cet animal à 5 degrés (XVIe Mémoire, n° 150), de sorte que tous les points du disque lunaire paraissent devoir, chez l'homme, contribuer à cette irradiation (406).

88. Vision des astres. 1°. *Pointes apparentes des étoiles.* — Chaque fibre d'un lobe du cristallin ayant autour du pôle la forme d'un trèfle, les rentrants de ce trèfle donnent trois courbes qui devraient se toucher par leurs convexités pour qu'il n'y eût aucune discontinuité fibreuse auprès du

pôle; et comme cela est impossible, il y a un espace vide à trois pointes sur chaque pôle de chaque couche. D'un autre côté, les pointes, au pôle antérieur d'une couche quelconque, étant dans les intervalles des pointes du pôle postérieur, on a évidemment six directions suivant lesquelles, pour chaque lobe, l'organisation corpusculaire du cristallin est défectueuse. De là, sans doute, pour une étoile dont la lumière est très-vive, et dont le pinceau efficace avoisine l'axe, six pointes, en général, qui accompagnent le disque.

89. Les allongements du cristallin disloquant, bien que ce soit d'une manière excessivement faible, les fibres cristallines, il est aisé de voir que c'est aux pôles que s'opèrent les dislocations les plus fortes. Il est tout à fait présumable d'ailleurs que, à chaque mouvement d'allongement ou de raccourcissement du cristallin, les dispositions corpusculaires changent auprès des pôles. D'un autre côté, il est évident que les variations de densité des diverses parties de l'atmosphère étant continuelles, l'image du fond de l'œil se modifie sans cesse, ce qui tantôt supprime des pointes, en fait naître d'autres et change leurs longueurs. Enfin, la durée de l'impression, d'après l'expérience de Darcy, se combinant avec toutes ces causes, on ne saurait compter exactement les pointes, tant leur apparence est variable. Il est constant qu'elles sont grandes, faibles ou même nulles, selon que les yeux sont mauvais, d'une bonté ordinaire ou excellents.

90. 2°. *Mouvements scintillatoires.* — La lumière qui arrive d'une étoile à la cornée subissant un grand nombre de petites réfractions dans l'air, il faut considérer dans les rayons du pinceau efficace : 1° ceux qui arrivent comme si l'air n'avait pas agi sensiblement : ils forment l'*image normale;* 2° ceux qui ont été sensiblement déviés de leur route : ils produisent une *image anormale*, dont le centre varie continuellement de place. Cette dernière prend sa lu-

mière à l'image normale. Si la *trémulation* de l'air est très-faible, les deux images se superposent et le disque a son plus grand éclat; si elle est extrême, et que le centre de l'image anormale soit jeté tout à fait en dehors, l'étoile disparaît. Entre ces deux extrêmes se trouvent des apparences qui, avec les changements éprouvés par les pointes, constituent la scintillation considérée uniquement dans ses mouvements.

91. 3°. *Couleurs des étoiles scintillantes.* — Dans les mouvements scintillatoires, quand ils deviennent très-grands, la gaîne irisée de rayons qui enveloppe celle des rayons homogènes dans laquelle est compris le pinceau efficace (57), se dévie à chaque instant. Si elle envahit une partie du noyau du cristallin, elle se réfracte dans ce corps, elle revient en dedans et elle colore l'image. La succession des couleurs, d'après cette explication, doit se faire justement dans l'ordre observé par Simon Marius (C. 429), et il doit arriver, comme Képler l'a constaté, que plusieurs observateurs voient en même temps les mêmes couleurs.

92. Cette explication est appuyée, comme on le voit, par des autorités puissantes; mais elle est en désaccord complet avec celle d'Arago par les interférences. Beaucoup d'objections s'élèvent contre cette dernière (*voir* notre XVIIIe Mémoire et le n° 31 du *Cosmos*). Des expériences què nous avons indiquées (C. 437) paraissent pouvoir décider ultérieurement si la nôtre doit être admise.

93. 4°. *Vision de la lune et des planètes.* — La lune ne scintille pas, et cela nous paraît s'expliquer par l'étendue que présente son disque, lequel donne lieu à une irradiation zonale qui produit la permanence d'impression du disque. Les planètes, ayant un disque notable, participent, dans l'impression qu'elles causent, de la permanence de position du disque, et elles ne scintillent que rarement.

Mais elles n'ont jamais de couleurs, apparemment parce que la permanence de position dont il s'agit limite les variations de la gaîne irisée, de telle sorte qu'elle n'envahit pas une suffisante partie du noyau du cristallin pour envoyer un pinceau coloré sur l'image.

94. Observations *sur la pupille, l'iris et le cristallin.* 1°. *Pupille.*—Son rétrécissement n'a pas pour objet, comme on l'a cru, de prévenir l'aberration de courbure, ni de limiter le pinceau efficace. Elle est large pour qu'on embrasse un grand champ de vision; et, à cet effet, elle s'étend dans l'œil de chaque animal, du côté où ce champ offre le plus d'intérêt (C. 372) : chez l'homme, c'est du côté externe inférieur. La lumière qui vient des objets éloignés dispersés dans un vaste espace étant faible, la rétine n'est pas blessée par les rayons admis par la pupille dans ce cas : toutes choses égales d'ailleurs, elle l'est davantage par celle que lancent les objets rapprochés. Il arrive de plus que, lorsque l'on considère de tels objets, une étendue considérable du champ de la vision importe moins : il est donc tout naturel que la pupille alors se rétrécisse.

95. 2°. *Pupille et iris.* — Il en est autrement si l'on passe dans un milieu très-obscur, une cave par exemple, et qu'on s'applique à y discerner les objets : il faut probablement que la cornée, qui avec une vive lumière n'est optoïdale que sur une faible partie de sa surface, le devienne sur une plus grande, et que la pupille admette des pinceaux dirigés plus obliquement, ce qui la force de s'agrandir ; et comme, en même temps, le cercle extérieur de l'iris doit se resserrer, pour qu'on voie de près, ce qui exige du temps pour évacuer le sang des vaisseaux circulaires et rayonnants, on est pendant quelques instants sans rien apercevoir.

96. 3°. *Cristallin.*—Notre théorie, qui suppose le décroissement des indices en partant de l'extérieur, et les expériences qui ont fait penser qu'ils croissaient au contraire dans ce même sens, sont des faits en contradiction ; mais, si l'on fait attention : 1° que le noyau est plus dense que les couches qui l'enveloppent; 2° que l'air enlève rapidement

l'eau du cristallin extrait de l'œil; 3° que ce corps est cependant avide d'eau, on reconnaît que les indices mesurés doivent avoir été trouvés trop faibles à l'extérieur, et peut-être trop forts dans le noyau, par les opérations d'ailleurs peu satisfaisantes faites sur cet objet (C. 441). On est fondé à croire, d'après cela, que la théorie nouvelle, liée à tant de faits importants dont elle est la clef, établit la disposition du cristallin que nous avons admise, et sans laquelle la vision inexpliquée resterait dans cet état de chaos, mélange de vues ingénieuses et d'opinions absurdes, où elle a été jusqu'à présent.

CHAPITRE VI.

ENSEMBLE DES CAUSES QUI SERVENT A VOIR. — ÉPREUVES DÉCISIVES CONTRAIRES AUX THÉORIES CONNUES JUSQU'A LA NOTRE. — APERÇU HISTORIQUE SUR LA VISION.

97. CAUSES *qui servent à voir.* — L'image du fond de l'œil, réduite à son effet isolé, ne causerait que la sensation d'une impression restreinte à la rétine. Par l'éducation de l'œil, l'effet de l'image nous fait connaître les objets vus, au moyen des rapports qu'ils ont avec l'image (25) : l'action des deux yeux rend l'étude de ces rapports plus efficace, et tous les phénomènes qui concourent à produire ou à modifier le tableau du fond de l'œil pour le rendre plus utile, constituent les *causes de la vision* (C. 446).

98. Mais elle serait encore bornée, si les objets eux-mêmes ne présentaient pas des phénomènes qui accusent leurs formes, leurs positions, leur nature : c'est, par exemple, leur éclat, leur couleur, leurs ombres, leurs points brillants, etc., phénomènes qui constituent *les causes de la visibilité* (C. 457). Leur secours est immense.

99. Et malgré leur énergie, qui suffit pour qu'un tableau plan nous donne la sensation des formes et des positions des objets à trois dimensions, il y a encore des circonstances où la vue resterait incertaine, si d'autres causes, étrangères à la vision et à la visibilité, ne venaient fournir de nouvelles données.

100. Toutes ces causes sont au nombre d'environ trente-sept (C. 475), ce qui ne prévient pas, à beaucoup près, les illusions d'optique. Il faut s'en féliciter sans doute, puisque sans cela, nous ne jouirions pas des effets merveilleux de la peinture.

101. Épreuves *contraires à l'admissibilité des théories connues.* — M. Magendie, en 1816, a présenté avec raison l'expérience du n° 48, comme une épreuve qui repoussait les théories alors admises. A cette expérience, nous en ajoutons plusieurs autres, ce qui nous fournit quatre moyens d'épreuve (C. 504), en vertu desquels on doit rejeter les théories présentées en 1823 et en 1845, par M. Lehot et par M. Sturm. Toutefois, cette dernière, avec des modifications convenables (C. 502), se confond avec la nôtre et devient admissible.

102. Aperçu *philosophique et historique sur l'œil, considéré comme instrument d'optique.* — En commençant nos recherches sur ce sujet, il y a plus de quarante ans, nous nous figurions, avec tous les savants, que le mécanisme oculaire, tout à fait analogue aux instruments que les opticiens fabriquent, pouvait se décrire au moyen d'un certain nombre de lois géométriques. Nous cherchions en conséquence dans l'œil des axes, des cercles, etc., qui n'y sont pas, et malgré les faits, nous persistions dans nos tendances, bien que nos calculs et nos expériences nous amenassent de plus en plus à sortir de l'ornière des idées admises sous ce rapport.

103. Il nous semble que le Mémoire de M. Sturm est le premier travail dans lequel on se soit nettement et hardi-

ment soustrait à l'empire si longtemps exercé des vues erronées qui avaient dominé.

104. Aujourd'hui, nous prouvons, ou du moins nous croyons prouver, que l'œil, au lieu d'être conformé comme un télescope dans lequel tout l'appareil optique se calcule, est un organe combiné suivant de certaines lois, de façon à présenter des surfaces réfringentes ayant des écartements, des courbures, des indices, etc., variables avec l'âge et avec une foule de conditions qui concourent aux résultats tellement que, si les unes faiblissent, les autres les suppléent, et que, en somme, elles donnent, non pas avec exactitude, mais d'une manière suffisamment juste pour nos sens, le résultat cherché.

105. Ainsi l'œil, dans la combinaison et dans le jeu des pièces de son mécanisme, ressemblerait, sous beaucoup de rapports, à un navire, dont les vergues sont plus ou moins courbes, les mâts plus ou moins flexibles, les voiles plus ou moins élastiques, les cordages plus ou moins extensibles, la coque plus ou moins unie, et le tout plus ou moins bien manœuvré, produisant, par la carène, par l'arimage, par la voilure, une marche vent largue, vent arrière, vent *au plus près*, excellente sous certains rapports, passable sous d'autres, mauvaise quelquefois, et jamais susceptible d'être calculée à priori : il fonctionne dans la tempête; il fonctionne sous le feu de l'ennemi; et, de même, on voit avec des yeux malades, avec des yeux cataractés, par une lumière brûlante, dans un lieu presque obscur, devant soi, de côté, etc., tandis qu'une lunette est hors de service, si le tuyau qui réunit l'objectif à l'oculaire vient à se courber, et tandis qu'une excellente pendule s'arrête, si un choc quelconque déforme une des dents de ses rouages.

106. L'œil étant composé de parties grossières, différentes le matin de ce qu'elles sont à midi et dans la soirée, variables selon la santé, selon la fatigue, selon la croissance, selon la décrépitude, il était possible, sans doute, de recon-

naître tout d'abord que cet organe aurait été sans cesse au raccommodage, qu'on nous permette cette expression, s'il avait dû fonctionner comme une montre, et que, par conséquent, il ne fallait chercher, ni figures de géométrie dans son organisation, ni lois simples, assignables algébriquement, compréhensibles pour l'intelligence humaine, dans les variations de figure de son mécanisme (C. 675).

Il n'était guère possible de procéder ainsi. On a marché en comparant l'œil à la chambre noire des physiciens (29), puis à une lunette : ces comparaisons péchaient contre l'exactitude; mais elles ont été fort utiles entre les mains de tant de savants illustres qui se sont occupés de la vision.

107. Parmi ceux qui, directement ou indirectement, ont le plus contribué aux progrès de la science de l'œil, il faut mettre aux premiers rangs Léonard de Vinci, Képler, Descartes, Barrow, Leuwenoeck, Newton, Petit, Jurin, Euler, d'Alembert, Young, Home, Malus, M. Magendie, Sœmmering père et fils, M. Chossat, Dulong, M. Brewster, Krause et M. Sturm.

108. Ainsi les peintres, les géomètres, les médecins, les physiciens, les physiologistes ont fourni à l'œuvre leur contingent de travaux, et ils laissent à leurs successeurs une carrière immense à parcourir, dans laquelle l'anatomie comparée, l'histoire naturelle et la micrographie sont appelées, avec la géométrie, à jouer un grand rôle. L'application du calcul à l'œil des poissons devra être notamment d'un grand intérêt. C'est un sujet que nous aurions traité depuis longtemps, sans doute, si nous n'avions pensé que, pour hâter le progrès de la vision, nous devions consacrer une partie considérable de notre temps à solliciter la sanction de nos recherches par le premier des corps savants de l'Europe; car, c'est dans des matières complexes et essentiellement académiques, comme celles dont il s'agit ici, que le jugement de l'Institut a le plus d'utilité pour enhardir et diriger les lecteurs laborieux.

TABLE

DES CHAPITRES DU COURS *ÉLÉMENTAIRE COMPLET*,

Sur l'Œil et la Vision de l'Homme et des Animaux vertébrés qui vivent dans l'air.

Chapitre III. — Concours des quatre moyens précédents d'achromatisme à la production des images non irisées de l'œil.

Chapitre IV. — Expériences justificatives.

VIIIe leçon. — *Œil humain normal et amormal. — Yeux à la fois myopes et presbytes de divers animaux.*

Chapitre Ier. — OEil normal humain.

Chapitre II. — Presbytie. — Myopie. — Yeux à portées diverses. — Yeux cataractés. — Strabisme.

Chapitre III. — Usages et effets des besicles.

Chapitre IV. — Yeux à la fois presbytes et myopes des animaux qui voient de côté.

IXe leçon. — *Dispositions organiques relatives à la lumière qui gène la vision par abondance ou par défaut.*

Chapitre Ier. — Trou de la choroïde. — Noyau du cristallin de l'homme. — Proéminence irienne de l'œil du cheval, des ruminants et des animaux à sabot.

Chapitre II. — *Peigne* ou *bourse noire* de l'œil de certains oiseaux.

Chapitre III. — Vision de nuit.

Chapitre IV. — Sur l'iris, la pupille et la cornée.

Xe leçon. — *Actions corpusculaires des objets vus et des milieux de l'œil. — Irradiation.*

Chapitre Ier. — Fausses images produites dans l'œil par des stries d'une grande ténuité placées en dehors de cet organe sur une surface polie.

Chapitre II. — Effets qui dénotent l'imperfection organique des milieux et des surfaces de l'œil.

Chapitre III. — Vision d'une bougie au travers des larmes, quand les paupières sont resserrées.

Chapitre IV. — Théorie de l'irradiation.

XIe leçon. — *Sur la vision des astres et sur le cristallin.*

Chapitre Ier. — Pointes apparentes des étoiles.

Chapitre II. — Scintillation, abstraction faite des couleurs.
Chapitre III. — Couleurs des étoiles dans la scintillation. — Examen de la théorie de M. Arago.
Chapitre IV. — Densités des couches du cristallin.

XIIe leçon. — *Causes diverses qui produisent ou aident l'action de voir.*

Chapitre Ier. — Causes de la vision.
Chapitre II. — Causes de la visibilité.
Chapitre III. — Causes étrangères à la vision et à la visibilité.
Chapitre IV. — Ensemble des causes qui produisent ou aident le sens de la vue.

XIIIe leçon. — *Examen des théories émises sur la vision.*

Chapitre Ier. — Théorie du docteur Th. Young.
Chapitre II. — Théorie de M. Lehot; expérience qu'il a faite.
Chapitre III. — Théorie de M. Sturm.
Chapitre IV. — Épreuves décisives contraires aux théories connues.

XIVe leçon. — *Historique des progrès de la vision.*

Chapitre Ier. — Depuis Léonard de Vinci jusqu'à Euler et d'Alembert (1500 à 1785).
Chapitre II. — Époque de Young, Hosach et Home (1785 à 1810).
Chapitre III. — Depuis 1811 jusqu'à 1832.
Chapitre IV. — Depuis 1833 jusqu'à 1854.

XVe leçon. — *Résumé de ce qui précède.*

(*Voir* les six chapitres de ce résumé, page suivante.)

TABLE

DES MATIÈRES DE CET OPUSCULE.

PARIS. — IMPRIMERIE DE MALLET-BACHELIER, rue du Jardinet, 12.

www.ingramcontent.com/pod-product-compliance
Ingram Content Group UK Ltd.
Pitfield, Milton Keynes, MK11 3LW, UK
UKHW032010260826
14628UKWH00005B/2409

9 782019 660055